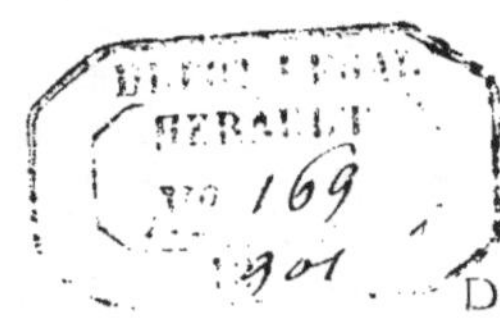

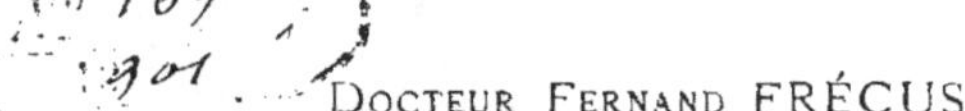

Docteur Fernand FRÉCUS

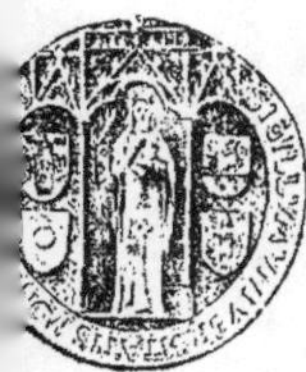

Fosse Iliaque Interne

Phlegmon Intermusculo-Périostique de cette fosse

MONTPELLIER
GUSTAVE FIRMIN ET MONTANE.

FOSSE ILIAQUE INTERNE

PHLEGMON INTERMUSCULO-PÉRIOSTIQUE

DE CETTE FOSSE

PAR

Fernand FRÉCUS

DOCTEUR EN MÉDECINE

EX-INTERNE DES HÔPITAUX D'ALGER (CONCOURS 1899)

AIDE D'ANATOMIE A L'ÉCOLE DE MÉDECINE D'ALGER

(CONCOURS 1899)

MONTPELLIER

G. FIRMIN ET MONTANE, IMPRIMEURS DE L'UNIVERSITÉ

Rue Ferdinand-Fabre et Quai du Verdanson

1901

PERSONNEL DE LA FACULTÉ

MM. MAIRET (✻) . . . . Doyen
FORGUE . . . . Assesseur

Professeurs

Hygiène	MM. BERTIN-SANS (✻)
Clinique médicale	GRASSET (✻).
Clinique chirurgicale	TEDENAT.
Clinique obstétric. et gynécol	GRYNFELTT.
— — ch. du cours, M. Puech.	
Thérapeutique et matière médicale	HAMELIN (✻)
Clinique médicale	CARRIEU.
Clinique des maladies mentales et nerv.	MAIRET (✻).
Physique médicale	IMBERT.
Botanique et hist. nat. méd.	GRANEL.
Clinique chirurgicale	FORGUE.
Clinique ophtalmologique	TRUC.
Chimie médicale et Pharmacie	VILLE.
Physiologie	HEDON.
Histologie	VIALLETON.
Pathologie interne	DUCAMP.
Anatomie	GILIS.
Opérations et appareils	ESTOR.
Microbiologie	RODET.
Médecine légale et toxicologie	SARDA.
Clinique des maladies des enfants	BAUMEL.
Anatomie pathologique	BOSC

Doyen honoraire : M. VIALLETON.

Professeurs honoraires : MM. JAUMES, PAULET (O. ✻).

Chargés de Cours complémentaires

Accouchements	MM. VALLOIS, agrégé.
Clinique ann. des mal. syphil. et cutanées	BROUSSE, agrégé.
Clinique annexe des mal. des vieillards. .	VIRES, agrégé.
Pathologie externe	IMBERT L., agrégé.
Pathologie générale	RAYMOND, agrégé.

Agrégés en exercice

MM. BROUSSE	MM. PUECH	MM. RAYMOND
RAUZIER	VALLOIS	VIRES
LAPEYRE	MOURET	IMBERT
MOITESSIER	GALAVIELLE	BERTIN-SANS
DE ROUVILLE		

M. H. GOT, *secrétaire.*

Examinateurs de la Thèse

MM. TÉDENAT, *président.*	DE ROUVILLE, *agrégé.*
ESTOR, *professeur.*	IMBERT (L.), *agrégé.*

La Faculté de Médecine de Montpellier déclare que les opinions émises dans les Dissertations qui lui sont présentées doivent être considérées comme propres à leur auteur ; qu'elle n'entend leur donner ni approbation, ni improbation

A MES CHERS PARENTS

Hommage d'éternelle reconnaissance.

A MA SŒUR

A MES AMIS

A MES MAITRES DE L'ÉCOLE D'ALGER

F. FRÉCUS.

A MES MAITRES

DE LA FACULTÉ DE MONTPELLIER

A MON PRÉSIDENT DE THÈSE

M. LE PROFESSEUR TÉDENAT

F. FRÉCUS.

INTRODUCTION ET PLAN

Nous nous proposons d'étudier, dans ce travail, une variété spéciale de phlegmons de la fosse iliaque interne, remarquables au point de vue de leur siège et de leur pathogénie.

Ces phlegmons, que nous appellerons *intermusculo-périostiques,* sont relativement rares, et certains traités de chirurgie se contentent d'en signaler la possibilité, sans autrement insister.

Ce sont là les raisons qui nous ont engagé à rechercher les différents cas de ce genre parus dans la littérature chirurgicale, alors que nous avions à notre disposition une observation remarquable que nous devons à l'obligeance bien connue de M. J. Brault, professeur à l'Ecole d'Alger.

Nous suivrons, dans notre travail, l'ordre suivant :

Dans une première partie, nous retracerons en quelques mots les différentes couches qu'il faut traverser pour atteindre le siège de ces abcès, et nous insisterons plus particulièrement sur certaines modifications apportées à la description de cette fosse par M. J. Brault, dont les dires ont été d'autre part contrôlés par M. Faure, alors qu'il était prosecteur à l'amphithéâtre de Clamart.

Dans une deuxième partie, nous étudierons l'abcès intermusculo-périostique vrai. Après un premier chapitre, dans lequel nous rappellerons brièvement la classification des phlegmons de la fosse iliaque interne, en faisant remarquer l'absence, dans cette nomenclature, de la variété de phlegmon qui nous occupe, nous relaterons l'observation de M. J. Brault, rapportée par Picqué à la Société de chirurgie, dans sa séance du 13 février 1895 et publiée dans la *Revue de chirurgie*, le 10 mars 1895.

Dans un deuxième chapitre, nous aborderons la pathogénie probable de ce phlegmon, accompagnée des quelques réflexions auxquelles elle a donné lieu de la part de Picqué.

Dans les deux derniers chapitres, nous donnerons la symptomatologie, le diagnostic différentiel, le pronostic et le traitement.

Enfin, nous terminerons en donnant nos conclusions.

Mais, avant d'aborder notre sujet, qu'il nous soit permis de remercier publiquement ici tous ceux qui ont contribué à mener nos études à bonne fin :

Que nos parents soient assurés de notre profond amour filial pour tous les sacrifices qu'ils se sont imposés pour nous ;

Que M. le Docteur Brault, qui nous a inspiré le sujet de notre thèse, reçoive nos remerciements pour ses encouragements et ses savants conseils, qui nous ont permis de mener à bien ce modeste travail.

A nos Maîtres de l'Ecole d'Alger et de l'hôpital de Mustapha, MM. les docteurs Battarel, Bruch, Caussidou, Cochez, Curtillet, Denis, Goinard, Hérail, Vincent, nous adressons l'hommage de notre inaltérable reconnaissance, pour les savants enseignements qu'ils n'ont cessé de nous prodiguer pendant nos années d'études.

Nos remercîments s'adressent plus particulièrement à M. le professeur Rey, dont nous avons été l'interne pendant un an, et à M. le professeur Trolard, qui nous a eu pendant deux ans comme aide d'anatomie. Qu'ils soient assurés de notre sincère reconnaissance pour les marques nombreuses de sympathie qu'ils nous ont prodiguées et pour leurs excellentes leçons.

A MM. les professeurs de la Faculté de Montpellier, où nous sommes venu terminer nos études, nous adressons nos meilleurs remercîments pour l'excellent accueil qu'ils ont bien voulu nous réserver.

Enfin, nous prions M. le professeur Tédenat d'agréer l'hommage de notre gratitude, pour l'honneur qu'il nous a fait en acceptant la présidence de notre thèse.

FOSSE ILIAQUE INTERNE

PHLEGMON INTERMUSCULO-PÉRIOSTIQUE

DE CETTE FOSSE

PREMIÈRE PARTIE

NOTIONS ANATOMIQUES SUR LA FOSSE ILIAQUE INTERNE

Pour comprendre les différentes variétés de phlegmons de la fosse iliaque interne, il faut avoir présentes à l'esprit les différentes couches qui la constituent. Nous n'avons pas l'intention de faire une étude complète de la fosse iliaque : nous voulons simplement rappeler certains détails anatomiques.

Comment, en effet, comprendre la division de ces phlegmons, si l'on ne se rappelle la superposition des plans : 1° péritoine, enveloppant à droite et à gauche le gros intestin ; 2° tissu cellulaire sous-péritonéal, remarquable par sa laxité ; 3° *fascia iliaca*, enveloppe aponévrotique du muscle iliaque ; 4° squelette osseux de la fosse iliaque, tapissé de son périoste ?

Comment apprécier la valeur pathogénique des lymphatiques et des ganglions iliaques, si on ne les a pas étudiés avec soin ? Les ganglions iliaques forment deux groupes assez distincts : l'un, *interne*, répond aux vaisseaux hypogastriques ; l'autre, *externe*, est accolé aux vaisseaux iliaques externes, et comprend, dit Sappey, des ganglions au nombre de trois en général, dont un est situé en avant des vaisseaux derrière l'arcade crurale, un autre en dedans de la veine, le dernier en dehors de l'artère.

Les lymphatiques si volumineux qui se rendent au groupe interne, sont formés par les lymphatiques nombreux provenant des viscères du petit bassin.

Les lymphatiques du groupe externe continuent les lymphatiques du membre inférieur, qui traversent les ganglions de l'aine ; un peu plus haut, ils communiquent avec les lymphatiques internes, pour accompagner l'artère iliaque primitive et reçoivent les lymphatiques épigastriques et circonflexes iliaques.

L'étude détaillée de chacun des organes de la fosse iliaque interne, est faite dans les différents traités d'anatomie descriptive ou topographique ; aussi, ne nous étendrons-nous pas davantage sur ce sujet.

Il est cependant un point d'anatomie chirurgicale sur lequel, à notre avis, les auteurs classiques n'ont pas suffisamment insisté, et qui a son importance :

nous voulons parler de l'insertion exacte du muscle iliaque sur la fosse du même nom.

D'après Tillaux, « le muscle iliaque s'insère à la » lèvre interne et *à toute la surface* de la fosse ilia- » que : c'est un muscle rayonné dont les fibres se » condensent en bas et en dedans, pour se fixer sur » le tendon du psoas et se confondre avec lui ».

Poirier fait insérer le muscle iliaque « à la plus grande partie de la fosse iliaque interne ».

Pour Testut, « le muscle iliaque est un muscle » triangulaire, étalé dans la fosse iliaque interne. Il » prend naissance sur les *deux tiers supérieurs* de » cette fosse, sur la lèvre interne de la crête ilia- » que, etc... ».

Enfin, Paulet dit que « le muscle iliaque *remplit* » la fosse de même nom, et en diminue la conca- » vité ».

Les auteurs classiques font donc insérer le muscle iliaque à presque toute l'étendue de la fosse iliaque interne ; cela n'est pas tout à fait exact.

D'après M. J. Brault, ce muscle ne s'insère que sur le pourtour de cette cavité ; mais au centre et en dedans, on rencontre entre lui et l'os, un tissu cellulaire très lâche, presque une bourse séreuse. Cette loge n'est séparée, en bas et en avant de la bourse classique du psoas, que par quelques vagues insertions musculaires de l'iliaque avant sa réflexion, et par un peu de graisse ; jamais M. J. Brault n'a trouvé de communication entre ces deux espaces ; mais il est évident que, là comme ailleurs, elle peut se produire à l'état pathologique.

Les recherches de M. J. Brault ont été contrôlées et reconnues exactes par Picqué et Faure, alors que ce dernier était prosecteur de l'amphithéâtre des hôpitaux.

Pour ce dernier, en effet, il existe bien sous le muscle iliaque une couche celluleuse comprise entre sa gaine et le périoste de la fosse iliaque. Le muscle ne s'insère à l'os que dans le *tiers supérieur* de la fosse, sur une zone de *4 ou 5 centimètres,* limitée par une ligne à peu près parallèle à la crête iliaque elle-même, et qui s'étend de la symphyse sacro-iliaque à l'épine iliaque antérieure et inférieure. Le reste de la fosse iliaque osseuse, c'est-à-dire toute la région inférieure et interne de cette fosse, jusqu'à la ligne innominée, est recouvert d'un périoste très épais, et ne donne insertion à aucune fibre musculaire. La face profonde du muscle iliaque, doublée d'une gaine cellulo-fibreuse très appréciable, glisse sur cette épaisse couche de périoste, dont la sépare une faible quantité de tissu cellulaire lâche. A ce niveau, il y a donc un espace celluleux entre le périoste et la gaine du muscle iliaque. La bourse préarticulaire du psoas, située dans le même plan et d'ailleurs parfaitement limitée en haut, n'est autre chose que l'extrémité inférieure de cet espace celluleux, organisé en séreuse.

En dedans, cet espace est fermé par une forte aponévrose, le *fascia iliaca.* D'après les auteurs, cette cloison s'insère sur l'éminence ilio-pectinée et la ligne innominée dans toute sa longueur. Comme le fait remarquer M. J. Brault, il est loin d'en être ainsi :

très forte en avant, elle s'amincit, au contraire, considérablement en arrière, au niveau de l'articulation sacro-iliaque, et devient presque lamelliforme ; elle finit même par manquer, pour laisser passer les vaisseaux ilio lombaires, branches nourricières de l'os des îles, qui émergent des vaisseaux hypogastriques.

A ce niveau, l'espace celluleux sous-iliaque communique donc avec la gaine des vaisseaux hypogastriques. S'il y a autour des vaisseaux ilio-lombaires du tissu cellulaire, il y a évidemment aussi des lymphatiques, et il n'y a aucune raison pour que les lésions infectieuses ne puissent suivre cette voie.

Une autre particularité intéressante à noter, est la suivante, bien mise en lumière par Condamin, dans ses expériences pratiquées à l'amphithéâtre.

« Au niveau de la fosse iliaque, dit-il, il n'y a bien « en réalité qu'une seule aponévrose pour le psoas » et l'iliaque ; mais, cependant, entre les deux, il » existe toujours, autour du nerf crural, une mince » lamelle qui se porte dans l'interstice de ces deux » muscles. Dans quelques cas, au moins à l'état patho- » logique, cette mince lame ne suffit-elle pas pour » établir entre ces deux muscles une séparation plus » complète que ne le prétendent les auteurs ? Sa » minceur est aussi grande que celle de la gaine du » psoas à sa partie supérieure. Celle-ci, sur un sujet » sain, est presque impossible à isoler ; mais, s'il » survient une cause d'irritation quelconque, immé- » diatement les cellules prolifèrent et arrivent à » constituer une barrière, sinon infranchissable, du » moins assez résistante.

» Pourquoi, dit Condamin, n'en serait-il pas de » même pour cette lame s'étendant entre le psoas et » l'iliaque ? Dans nombre de cas d'abcès du muscle » iliaque, le pus ne fuse pas au-dessous du psoas, en » raison même de cette séparation. »

Avec les injections au suif qu'il a faites dans ce que Velpeau appelait *canal iliaque*, il a vu l'injection rester localisée au psoas et ne pas dépasser l'interstice de celui-ci et de l'iliaque, quand elle n'était pas trop abondante et poussée trop violemment.

Il nous reste, pour terminer ce court exposé anatomique, à signaler un dernier détail d'anatomie chirurgicale qui a sa place toute marquée dans cette partie de notre travail : c'est celui relatif aux points où le pus, développé sous le muscle iliaque, a le plus de tendance à se porter et, par suite, où on doit lui donner issue. Le malade atteint de phlegmon sous-iliaque cherche avant tout à relâcher le plus possible son psoas iliaque : il fléchit d'abord la cuisse sur le ventre et la jambe sur la cuisse ; puis, le membre inférieur se porte en abduction légère Ce mouvement retentit sur la position du bassin, qui s'incline légèrement du côté malade, comme c'est le cas dans l'observation de M. J. Brault, citée plus loin. Dans ces conditions, en raison, d'une part, de la faible adhérence des insertions de l'iliaque en dehors ; d'autre part, de l'amincissement de la cloison aponévrotique interne en arrière, l'abcès sous-iliaque présente deux diverticules : le pus tend à fuser, tantôt en avant, vers l'épine iliaque antéro-supérieure, tantôt en arrière, vers le petit bassin, par l'échancrure sciatique (Observation de M. J. Brault). Grâce à cette mince cloison, signalée par Condamin et mentionnée plus haut, le pus d'un abcès sous-iliaque ne peut passer sous le psoas et fuser en bas vers la cuisse et le petit trochanter, en haut, vers la colonne lombaire.

Telles sont les quelques données anatomiques que nous avons jugé intéressantes à citer, pour bien comprendre l'étude des phlegmons qui siègent sous le muscle iliaque, entre celui-ci et le périoste.

DEUXIÈME PARTIE

CHAPITRE PREMIER

Arrivons maintenant à l'étude de l'abcès inter-musculo-périostique.

Les auteurs classiques distinguent, comme Chassaignac lui-même, quatre variétés de phlegmons iliaques : 1° *des phlegmons intra-péritonéaux* ; 2° *des phlegmons sous-péritonéaux* ; 3° *des phlegmons sous-aponévrotiques* ; 4° *des phlegmons sous-périostiques*.

Kœnig, dans son traité de pathologie chirurgicale, donne une classification un peu différente : il divise les abcès du bassin en abcès *sous-péritonéaux* et abcès *sous-musculaires*. Ces derniers, suivant qu'ils sont en relation avec le muscle psoas ou avec le muscle iliaque, se divisent à leur tour en *abcès du psoas* et en *abcès de l'iliaque*. Pour établir cette distinction il se base sur des expériences à peu près semblables à celles de Condamin, que nous avons indiquées dans la partie anatomique de ce travail : il injecte, au côté interne du psoas, après la sortie du bassin, au-dessous du ligament de Poupart, un liquide quelconque ou de la gélatine, qui remplit tout d'abord le domaine du muscle en question ; puis il remonte dans l'intérieur de la gaîne du psoas ou entre les faisceaux musculaires, jusque sur la partie latérale correspondante de la colonne vertébrale, après avoir ainsi franchi, de bas en haut, la cavité du bassin.

Le liquide injecté prend une direction différente, lorsqu'on le fait pénétrer, non plus au côté interne, mais bien au côté externe de la gaîne du psoas. Dans ce cas, il se répand dans le domaine du muscle iliaque : il envahit l'espace occupé par ce muscle et qui se trouve compris entre la surface de l'os et l'aponévrose iliaque. On peut donc admettre, avec Kœnig, une myosite de l'os iliaque, une *iliacite*. Cependant, pour cet auteur, l'inflammation primitive du muscle iliaque est rare. Le plus souvent, les abcès sous-iliaques sont d'origine osseuse et proviennent, soit de la face interne de l'ilion, soit de la symphyse sacro-iliaque.

Mais, dans cette nomenclature, il n'est nullement question de cette variété rare de phlegmon intermusculo-périostique, dont nous nous occupons. Morris seul, sans préciser, sans donner des détails, paraît cependant admettre, dans son article sur les abcès ilio-pelviens, qu'il existe entre le *fascia iliaca* et la couche périostique, des phlegmons *qui n'ont point les muscles pour siège*. Il cite un cas de Velpeau, qui a vu un bubon suppuré de l'aine gauche provoquer la formation d'un abcès dans la fosse iliaque, « par continuité directe du processus inflammatoire ».

L'observation que nous allons maintenant rapporter en est un remarquable exemple.

Observation

(Due à M. le docteur J. Brault.)

S..., dix-neuf ans, disciplinaire, sujet débilité, entre au Dey, le 28 mars 1894, pour une *lymphangite suppurée* du mollet gauche, dont la porte d'entrée n'est pas retrouvée. La collection est incisée : la plaie se cicatrise.

A la fin d'avril, le malade se plaint de la bourse séreuse du talon ; il y a de la rougeur et de la fluctuation. Une nouvelle incision est faite dans cette *hygromite suppurée* qui guérit.

Le 8 mai, douleurs très vives et tuméfaction à la partie inférieure de la fosse iliaque gauche. Le malade, qui est un gros mangeur, perd subitement l'appétit. Dans les jours qui suivent, la température s'élève à 40° : pâleur, amaigrissement marqué, alternatives de constipation et de diarrhée.

La palpation permet de reconnaître de la matité et une *tumeur profonde, irrégulière,* au-dessus de l'arcade de Fallope ; le malade continue à se plaindre beaucoup, et reste couché sur le côté malade ; la cuisse se fléchit peu à peu sur le bassin ; il n'y a ni abduction ni adduction.

M. J. Brault, prenant le service dans les derniers jours de mai, constate la chute de la température.

mais la cuisse reste fléchie; l'appétit est nul et l'émaciation du malade est considérable. La fosse iliaque est mate dans toute son étendue et bombe légèrement. Au palper, très douloureux d'ailleurs, on perçoit une tumeur profonde qui semble bosselée, inégale et dépasse les limites tracées par la percussion. On sent nettement rouler sous le doigt un gros cordon qui n'est autre chose que l'S iliaque, fortement repoussé en avant de la tuméfaction.

Le 1er juin, le malade est anesthésié au chloroforme. Une palpation plus exacte permet de trouver la fluctuation. Le flot, assez obscur, est un peu plus net en dehors, le long de la partie tout à fait supérieure du ligament de Fallope, en se dirigeant un peu en dedans de l'épine iliaque antéro-supérieure.

M. J. Brault pense à l'existence d'une collection rétro-péritonéale, due très probablement à une *adénite des ganglions iliaques situés derrière l'arcade crurale, au devant des vaisseaux iliaques*.

Il n'y a rien dans le triangle de Scarpa ou au pli de l'aine ; mais, de par les observations de Després et les thèses de ses élèves Paquy et Graverry, M. J. Brault rappelle que, dans les lymphangites profondes, surtout dans celles qui sont consécutives aux inflammations des bourses séreuses, l'infection peut *brûler* la station crurale.

L'incision de Cooper, pour la ligature de l'iliaque externe, est pratiquée ; longue de 10 centimètres, sa moitié inférieure est parallèle à la fin du ligament de Poupart. Sa moitié supérieure, qui passe à deux doigts en dedans de l'épine iliaque antérieure et supérieure, dépasse cette dernière de 5 centimètres. On procède lentement, couche par couche : peau, fascia, aponévrose du grand oblique, muscles petit oblique et transverse, sont successivement divisés ; hémostase rigoureuse. Après incision du *fascia transversalis*, la masse péritonéo-intestinale est réclinée, et l'on tombe enfin sur le *fascia iliaca*, qui a conservé son aspect blanc nacré ; il n'y a rien dans le tissu cellulaire sous-péritonéal.

Arrivé à cette profondeur, on sent que l'on est encore séparé par une certaine épaisseur du foyer purulent : la fluctuation, cependant, devient très nette.

Incision du *fascia iliaca* et du muscle iliaque dans une petite étendue ; le pus jaillit ; le doigt, introduit dans l'ouverture, agrandit la boutonnière musculo-aponévrotique, et l'on procède à la toilette et à l'exploration de la poche. Il s'est écoulé en tout près d'un litre de pus, bien lié, mélangé à des caillots cruoriques. L'examen de la cavité qui les contenait est des plus intéressants. Le doigt explorateur plonge sous le muscle iliaque et sent la fosse recouverte par son périoste. On ne peut descendre en bas vers la cuisse, mais on pénètre profondément en dedans et en haut, vers l'échancrure sciatique, et l'on se rend compte qu'il existe là une dépression vers le petit bassin. En haut, les insertions iliaques ont persisté, sauf tout à fait en dehors, où il existe une fusée en doigt de gant un peu en dedans de l'épine iliaque, point où la fluctuation était la plus nette. En avant, on soulève le muscle iliaque, dont la face profonde a été quelque peu entamée, et l'on sent plus loin le pont volumineux formé par le psoas. Dans l'intérieur de l'abcès, on trouve des brides, des travées vasculaires, qui ont résisté au pus ; une ou deux cèdent au cours de l'examen et donnent une certaine quantité de sang.

Après un lavage soigné, des lanières de gaze tamponnent et drainent, tout à la fois, la poche ; large pansement compressif.

Le soir de l'opération, pas de vomissements, pas de délire, mais un peu d'agitation ; le thermomètre marque la température effrayante de 41°. Y a-t-il eu un accès de fièvre réveillé par l'intervention ? ou bien en rompant quelque vaisseau a-t-on ouvert la porte à l'infection ? cela est possible, mais non démontré.

Quoi qu'il en soit, le lendemain, le thermomètre redescend pour demeurer désormais à la normale. Il y a eu du suintement ; on change le pansement et l'on retire la gaze pour placer un drain en caoutchouc. Suites, en somme, très simples.

Les jours suivants, S.... commence à allonger la cuisse. Au bout d'une quinzaine, il l'étend à peu près complètement, spontanément et sans douleur ; il n'y a eu besoin d'aucun appareil, d'aucune traction, ce qui prouve que ce n'était pas le muscle qui était en cause, mais bien le tissu cellulaire sous-jacent.

22 juin. — Cicatrisation à peu près complète : le malade marche déjà passablement.

Fin août. — Guérison confirmée.

CHAPITRE II

PATHOGÉNIE PROBABLE DU PHLEGMON INTERMUSCULO-PÉRIOSTIQUE

D'après l'observation de M. J. Brault, on voit qu'il s'agit bien d'une collection placée entre le muscle et le périoste. Quelle est la pathogénie probable du phlegmon intermusculo-périostique, autrement dit, quel est le mécanisme de la production du pus dans cette variété rare d'abcès ? M. J. Brault l'explique en faisant ressortir les relations anatomiques qui existent entre les trois collections présentées par son malade.

Rappelons d'abord quelle a été la filiation : *angioleucite phlegmoneuse diffuse de la jambe — hygromite suppurée de la bourse talonnière de Lenoir — adénophlegmon iliaque*.

Pour la première complication, l'hygromite talonnière, rien de plus simple à expliquer, depuis la prévision géniale de Bichat, depuis les communications de Velpeau, Chassaignac, Kœnig. Depuis les thèses de Bellamy, Lacoste, l'on n'ignore plus les rapports, les liens étroits qui existent entre les bourses séreuses, les synoviales et le système des vaisseaux blancs.

Malgré Sappey et Robin, on doit les considérer comme de véritables dilatations, comme de véritables lacs lymphatiques, et souvent, comme le dit M. J. Brault, « aux membres inférieurs, lymphangite, » hygromite, arthrite, sont les trois étapes d'un même » processus. Tantôt c'est la séreuse qui commence, tantôt ce sont les lymphatiques. » De plus, grâce aux travaux de Roux et de A. Guérin, nous savons que la lymphe septique, incertaine dans son cours, peut rebrousser chemin, ou du moins, que les microbes qu'elle contient peuvent remonter son faible courant : c'est la marche rétrograde de la lymphangite. Ces données expliquent l'inflammation secondaire de la bourse talonnière survenant un certain temps après l'angioleucite diffuse du mollet ; mais elles sont incapables d'expliquer de la même façon la pathogénie de notre troisième échelon, l'inflammation du tissu cellulaire lâche, qui double la partie moyenne du muscle iliaque.

Sans doute, ce tissu cellulaire lâche est assimilable aux bourses séreuses en général ; mais, dans le cas présent, il ne saurait être question d'une infection rétrograde par le processus ordinaire, pas davantage du simple saut signalé par Desprès, quand il dit, au sujet des lymphangites profondes du membre inférieur, consécutives aux inflammations des bourses séreuses, que l'infection « peut *brûler* la station crurale » ; on ne peut guère songer à une pure et simple marche ascendante ; il est peu probable que des lymphatiques, provenant du membre inférieur, viennent à passer dans le tissu cellulaire profond de la fosse iliaque, pour se rendre, en dernière analyse, dans les ganglions du bassin.

Par ce qui précède, on voit que les modes de propagation des virus par la voie lymphatique présentent encore certaines inconnues. Aucune des théories émises ne peut expliquer d'une façon absolument satisfaisante, cette infection du tissu cellulaire sous-iliaque. Peut-être faut-il penser à une infection générale.

En face de ce problème ardu, il ne reste plus qu'une hypothèse, qui intéresse l'esprit au plus haut point : l'infection, qui saute des groupes ganglionnaires, qui redescend parfois le cours de la lymphe, ne pourrait-elle pas *se réfléchir* au niveau des ganglions et remonter vers les sources d'autres groupes lymphatiques afférents ? De même qu'il y a des trajets *rétrogrades*, de même il y aurait des trajets *réfléchis*. Dans le cas présent, les ganglions iliaques externes, non infectés, auraient été le trait d'union, l'anneau de la chaîne. Ils reçoivent à la fois les aboutissants du système du membre inférieur et les lymphatiques circonflexes iliaques, qui desservent la région qui a suppuré.

L'infection venue d'en bas, est montée sans s'arrêter à la région inguinale, la *brûlant* pour ainsi dire ; elle n'a pas déterminé d'adéno-phlegmon iliaque et a pris une voie afférente pour aller en contaminer les origines. Ceci, jusqu'à un certain point, peut être rapproché de ce qui se passe pour les ganglions sus-claviculaires dans le cancer stomacal : Trosier a montré que ces ganglions peuvent être pris, alors que l'aisselle reste saine. La seule différence, c'est que, dans ce dernier cas, la lymphe cancéreuse se réfléchit, du canal thoracique vers les ganglions, au lieu de partir de ceux-ci, pour aboutir aux sources lymphatiques afférentes.

Cette étude pathogénique, à laquelle s'est longuement arrêté M. J. Brault, a été l'objet de quelques remarques de Picqué, à la Société de chirurgie.

Tout d'abord, Picqué, sans vouloir soutenir l'hypothèse d'une infection générale à manifestations multiples, voudrait cependant voir cette hypothèse admise par M. J. Brault, qui ne l'invoque nullement, non pas parce qu'elle ne cadre pas avec l'histoire de son malade, mais parce qu'il la considère comme trop banale, et parce qu'il subordonne la filiation des accidents de celui-ci à la disposition anatomique du système lymphatique dans la fosse iliaque.

Picqué est ici trop critique : nous nous trouvons, en effet, en présence de trois abcès du même côté, dans le même membre ; ne devons-nous pas songer grandement à des connexions locales ? Le système lymphatique seul, à notre avis, peut résoudre cette question.

En second lieu, Picqué pense que l'on pourrait facilement, dans les cas analogues à celui de M. J. Brault, invoquer l'existence d'une adénite, intéressant un des ganglions iliaques internes, avec abcès de voisinage dans l'espace sous-iliaque. Dans cette manière de voir, la collection sous-iliaque serait l'analogue des phlegmons qui viennent si souvent se greffer sur des troncs lymphatiques enflammés. Point n'est besoin alors d'invoquer une marche particulière de l'infection dans le système lymphatique.

Enfin Picqué, frappé, dans les dissections de M. Faure, des connexions de l'espace sous-iliaque avec la gaîne hypogastrique, bien décrite par Delbet, croit à une relation possible du phlegmon de cette gaîne avec le phlegmon intermusculo-périostique. Nous verrons ce qu'est ce phlegmon de la gaîne hypogastrique dans le chapitre suivant, à propos du diagnostic.

CHAPITRE III

SYMPTOMATOLOGIE

Quelques mots sur les symptômes que présente l'abcès intermusculo-périostique sont nécessaires pour le distinguer des autres formes de phlegmon de la fosse iliaque interne.

Les signes qui servent à le reconnaître varient suivant la période d'évolution à laquelle on l'observe.

Le commencement de l'affection se fait sans réaction fébrile : il y a d'abord de la douleur, qui rend vite la marche impossible ; puis, le pus se collectant et restant emprisonné dans la fosse iliaque, la tuméfaction et l'empâtement ne tardent pas à se montrer et à être reconnus par la palpation, surtout lorsque la tumeur atteint l'arcade crurale. C'est alors qu'apparaissent les symptômes généraux, indices d'une collection purulente profonde, caractérisés par un haut degré d'intensité et par leur marche rapide, conduisant le malade à l'émaciation : il y a de la fièvre, des frissons, des alternatives de diarrhée et de constipation, de l'amaigrissement ; enfin la mort survient, si l'intervention est tardive.

DIAGNOSTIC DIFFÉRENTIEL

La question du diagnostic différentiel est pour nous de la plus haute importance, car il est intéressant de bien déterminer en quoi le phlegmon intermusculo-périostique se rapproche ou diffère des autres collections purulentes de l'abdomen.

Le diagnostic des tumeurs phlegmoneuses les plus fréquentes de la fosse iliaque, n'est pas lui-même toujours facile, il faut bien l'avouer, car cette région est le siège d'affections les plus diverses ; souvent, en effet, il est impossible d'apprécier directement la lésion elle-même, en raison de l'extension de l'inflammation aux différents organes du bassin et des difficultés de la palpation. Il est fréquent, par exemple, de voir les phlegmons sous-péritonéaux et sous-aponévrotiques donner lieu aux plus étranges erreurs ; il doit en être à plus forte raison de cette forme rare de phlegmon dont nous avons donné déjà un fort aperçu.

Cette question de diagnose étant la partie peut-être la plus intéressante de ce travail, mais non la moins délicate, nous allons tâcher de l'élucider, en étudiant le phlegmon intermusculo-périostique : 1° chez l'enfant ; 2° chez la femme, surtout la femme en état de puerpéralité ; 3° chez l'adulte. En présence d'un malade se plaignant d'une violente douleur dans le bas-ventre, présentant des phénomènes généraux intenses, le diagnostic doit comporter l'examen du membre inférieur, du squelette osseux du bassin et principalement des articles (hanche, articulation sacro-iliaque), des organes génitaux s'il s'agit d'une femme, de l'état des différents organes pelviens et des reins, dans les deux sexes.

1° *Chez l'enfant.* — On ne saurait confondre un phlegmon intermusculo-périostique avec un abcès par congestion, si fréquent chez les jeunes sujets atteints de lésions vertébrales : celles-ci, le tempérament du malade, ses antécédents, la marche lente de l'affection, la douleur nettement localisée en arrière en un point du rachis, ne peuvent permettre cette confusion.

Il en est de même pour les abcès sous-périostiques du bassin chez les enfants, qui sont de véritables abcès froids : ils sont caractérisés, d'après Chassaignac, par le peu de relief de la tumeur, par la marche progressive du pus vers la grande circonférence de l'os des îles, par des douleurs vives et profondes, enfin par une durée très longue et la présence de fistules intarissables.

Au contraire, le phlegmon intermusculo-périostique est caractérisé par la gravité des symptômes généraux, par sa marche aiguë et par sa prompte guérison, quand l'intervention est décidée dès le début de l'affection.

2° *Chez la femme*, l'état puerpéral est une des causes les plus fréquentes des abcès iliaques ; ils apparaissent du troisième au dixième jour après l'accouchement et siègent le plus souvent à gauche. Ces abcès, qui résultent de l'expansion par voie lymphatique, des angioleucites utérines, sont devenus plus rares depuis l'emploi de la méthode antiseptique en obstétrique. Il est très facile de différencier l'abcès suite de couches, de l'abcès intermusculo-périostique : un frisson violent annonce le début de l'affection, fièvre intense, cessation de la sécrétion lactée ; mais la tumeur que l'on sent se rapproche davantage de la ligne médiane, et le toucher fait reconnaître qu'elle adhère à l'utérus, puisqu'en faisant basculer celui-ci, on lui imprime des mouvements. L'issue du pus par le vagin ne pourra guère laisser de doute sur le siège du mal.

3° *Chez l'adulte*, le diagnostic de phlegmon intermusculo-périostique est à faire : *a*) avec l'appendicite rétro-cœcale, lorsque la tumeur siège à droite ; *b*) avec une tumeur stercorale ; *c*) avec l'adénite iliaque ; *d*) avec le phlegmon périnéphrétique ; *e*) avec la psoïtis et l'iliacite ; *f*) avec l'abcès sous-périostique ; *g*) avec l'ostéosarcome ; *h*) avec la sacro-coxalgie ; *i*) enfin, avec le phlegmon de la gaîne hypogastrique.

a) Si des troubles digestifs ouvrent la scène du côté droit, on peut incliner avec raison vers une inflammation d'origine intestinale, et penser à une appendicite ou à une péritonite enkystée péricœcale ; mais, dans ce cas, la tuméfaction siège plus haut et plus en dehors que dans l'abcès intermusculo-périostique ; de plus, les phénomènes péritonitiques dominent : frisson, vomissements porracés, météorisme, etc.

b) La confusion avec une tumeur stercorale est jusqu'à un certain point possible ; cependant, cette dernière, moins résistante à la palpation, peu douloureuse à la pression, se reconnaît à la difficulté du malade d'aller à la selle ; il est encore facile d'éclairer le diagnostic en donnant un purgatif, qui fera disparaître la tumeur.

c) On a vu, dans l'observation de M. J. Brault, que la première hypothèse qui est venue à son esprit est celle d'une adénite iliaque, avec suppuration rétro-péritonéale ; l'existence d'une lésion des membres inférieurs, l'inflammation du réseau lymphatique, la constatation d'une tumeur au-dessus de l'arcade de Fallope, pouvaient plaider pour une périadénite suppurée. Cependant, l'attitude, la lenteur de la marche vers l'extérieur, l'absence de plastron abdominal, pouvaient faire douter et penser à un abcès plus profond.

d) Quelquefois, la fosse iliaque est envahie par l'extension d'un phlegmon périnéphrétique, qui peut simuler un phlegmon intermusculo-périostique : l'étude attentative des commémoratifs, la limitation de l'inflammation et de la douleur à la région lombaire, l'examen des urines, qui sont rares, sédimenteuses ou chargées d'albumine, lèveront le doute.

e) Nous arrivons à un des points les plus intéressants de ce chapitre, à savoir le diagnostic entre la psoïtis et l'abcès intermusculo-périostique. Est-il toujours possible de distinguer un abcès borné à la fosse iliaque interne, d'une suppuration occupant le muscle psoas ? On parle de douleur, de tuméfaction, de rétraction du membre : dans la psoïtis, en effet, les malades rapportent leur souffrance dans les lombes ; la tuméfaction est le plus souvent profonde et n'a aucune tendance à devenir superficielle, elle suit le trajet du psoas et vient aboutir à son insertion inférieure au voisinage du petit trochanter ; dans le phlegmon intermusculo-périostique, au contraire, on observe une tumeur nettement circonscrite au-dessus du ligament de Fallope. Sans doute, l'attitude d'un sujet atteint de psoïtis est tout à fait caractéristique : la cuisse est fléchie fortement sur le bassin, en même temps qu'elle est portée dans l'abduction ; cependant, Grisolle, dans un cas, aurait vu la rétraction du membre malade faire défaut.

Dans le cas de M. J. Brault, il fallait écarter la psoïtis : la douleur siégeait en dehors de la corde psoïque ; la flexion n'avait pas eu la brusquerie ordinaire ; il n'y avait, avons-nous vu, ni adduction, ni abduction ; enfin le pus n'avait aucune tendance à gagner vers le petit trochanter.

Après la psoïtis, est-il possible de distinguer l'iliacite ou myosite de l'os iliaque, de l'abcès intermusculo-périostique ? C'est ici que le diagnostic devient délicat et on peut dire même impossible. Dans de tels cas, il est de bonne clinique de se contenter de faire le diagnostic topographique de la tumeur, lequel permet de poser les indications du traitement.

f) Pour ce qui est de l'abcès sous-périostique, nous avons vu chez le malade de M. J. Brault, qu'il ne s'agissait pas d'un abcès de cette nature, l'os iliaque, d'une part, se trouvant encore recouvert de son périoste ; d'autre part, la guérison rapide de l'affection n'étant guère en rapport avec une lésion de l'os.

g) L'ostéosarcome du bassin forme une tumeur bosselée, adhérente à l'os, mais susceptible de prendre une marche suraiguë, et de s'étendre à la partie supérieure de la cuisse, provoquant des irradiations sciatiques des plus douloureuses.

h) Dans la sacrocoxalgie, ce qu'il faut noter, ce sont les antécédents tuberculeux, la localisation à l'interligne sacro-iliaque de la douleur et de la tuméfaction, les troubles de la marche, la claudication, plus tard la fluctuation évidente des abcès.

i) Enfin, nous ne voulons pas terminer cette étude du diagnostic différentiel, sans dire quelques mots du phlegmon de la gaîne hypogastrique, si bien décrit par Delbet dans son Traité des suppurations pelviennes chez la femme. « Le pus, une fois arrivé » dans la gaîne des vaisseaux iliaques, dit Delbet, » peut les suivre en s'étalant plus ou moins dans la » fosse iliaque interne, passer sous l'arcade de Fal- » lope, descendre dans le triangle de Scarpa. Il » forme alors un prolongement crural, qu'on pour- » rait appeler crural antérieur, pour le distinguer » des prolongements qui se font, en dedans par le » trou obturateur, en arrière par le trou sciatique. » On comprend que le pus puisse sortir du bassin

» par cette voie, pour envoyer un prolongement
» dans la fesse. »

C'est en effet là qu'est le point faible dans les collections sous-iliaques, et c'est là très probablement que, chez le malade de M. J. Brault, l'abcès serait venu pointer, si l'on avait différé l'intervention. Mais, dans l'abcès intermusculo-périostique, le pus gagne difficilement la région crurale. Au contraire, de par les données anatomiques étudiées à la fin de la première partie de ce travail, il tend à se diriger en avant et en dehors vers l'épine iliaque antérieure et supérieure, en suivant le bord inférieur du muscle iliaque. A ce niveau, il décolle le péritoine du ligament de Poupart, et refoule en haut cette membrane. Par conséquent là, l'épanchement n'est plus recouvert par le péritoine, et le bistouri arrive directement dans le foyer purulent, à travers l'aponévrose iliaque ; l'épine iliaque constitue donc le lieu d'élection pour l'ouverture de cette variété d'abcès.

PRONOSTIC

Le pronostic du phlegmon intermusculo-périostique est grave, en raison des fusées purulentes qui le caractérisent et de l'état d'émaciation rapide dans lequel tombent les malades qui ne sont pas traités à temps. Il faut donc intervenir au plus tôt et avec énergie.

CHAPITRE IV

TRAITEMENT

L'indication qui prime tout dans le phlegmon intermusculo-périostique, est l'évacuation rapide du pus par l'incision, au point le plus déclive de l'abcès, suivie de drainage. Pour cela, on pratique l'incision de Cooper ou de la ligature externe. C'est là, en effet, que l'on doit ouvrir ces abcès, sans avoir à craindre de blesser le péritoine. Dans l'observation de M. J. Brault, l'intervention a consisté dans une incision ventrale unique, malgré le diverticule profond vers l'échancrure sciatique.

Mais, dans les cas de ce genre, l'ouverture du foyer purulent, au-dessus de l'arcade de Fallope, au niveau de l'épine iliaque antérieure et supérieure, est-elle toujours suffisante pour permettre un drainage complet ? Nous ne le pensons pas. Le canal iliaque sous lequel s'accumule le pus, est disposé de telle sorte, que celui-ci est obligé, après s'être collecté, de fuser soit en dedans et en haut vers le petit bassin, soit en arrière, vers l'échancrure sciatique. Pour empêcher ces fusées, il faut avoir recours à la trépanation hâtive de l'os des îles, opération qui, en permettant au liquide purulent de s'écouler plus facilement que par la simple incision de Cooper, est devenue d'une simplicité et d'une innocuité complète depuis l'emploi de la méthode antiseptique.

Quel est le lieu d'élection pour l'application de la couronne de trépan ? Le point que l'on se propose de trépaner est celui où le bassin présente sa plus minime épaisseur, où l'on n'a pas à craindre de rencontrer, sous le bistouri ou le trépan, d'organes importants.

A quel moment doit-on intervenir ? Sitôt que par une ponction exploratrice faite avec l'appareil de Potain au point le plus déclive de l'abcès, on aura reconnu la présence du pus dans la fosse iliaque.

Condamin, dans sa thèse, indique les divers temps de cette opération.

A. Données linéaires. Milieu d'une ligne réunissant les épines iliaques antéro-supérieure et postéro-supérieure.

B. Incision de la peau, cruciale, dont le centre passe par le milieu de la ligne des épines iliaques supérieures. La première incision est parallèle à la direction des fibres du grand fessier ; la deuxième, perpendiculaire à celle-ci.

C. Incision de l'aponévrose sur le bord antéro-externe du grand fessier. Ecartement des fibres musculaires, jusqu'au plan osseux.

D. Incision cruciale du périoste et son décollement.

E. Trépanation : unique, double. Brèche avec la

gouge. Cautérisation de la surface osseuse de section avec le thermocautère.

F. Drainage : 1° simple ; 2° compliqué d'opérations complémentaires.

Si, en effet, la suppuration a envahi toute la cavité iliaque, la trépanation doit être associée à une incision faite au-dessus de l'arcade de Fallope. On introduit par ce point un drain, qui ira sortir par la brèche osseuse. Par cette dernière brèche on peut également faire passer un drain qui ira sortir par une incision pratiquée à la région lombaire : on fait, en un mot, le *drainage transiliaque*. Grâce à un drainage aussi large et aussi complet, on met le malade à l'abri d'une suppuration étendue et presque fatale.

Nous ne ferons que mentionner le procédé de Verneuil, qui consiste à trépaner la crête iliaque à sa partie postérieure et supérieure, et celui de Weiss, dans lequel on trépane l'os sur une ligne allant de l'épine iliaque postérieure et supérieure au sommet du grand trochanter, entre les fibres du moyen et du petit fessier. Ces deux procédés sont inférieurs à celui donné par Condamin, en ce sens qu'ils créent au pus une voie d'écoulement insuffisante, et sont très laborieux, puisqu'ils portent sur une des portions les plus épaisses de l'os iliaque, sur l'épine iliaque postérieure et supérieure.

CONCLUSIONS

De l'ensemble de notre travail, il résulte :

1° Qu'il existe, sous le muscle iliaque, une couche celluleuse comprise entre la gaîne de ce muscle et le périoste de la fosse iliaque interne, assimilable à une bourse séreuse, sur laquelle les auteurs classiques n'ont pas suffisamment insisté.

2° Cet espace celluleux sous-iliaque est le siège d'une variété rare de phlegmon de la fosse iliaque, dont il n'est fait mention nulle part, dans les traités de chirurgie ; Morris seul, cependant, paraît admettre son existence, sans préciser ni donner davantage de détails.

3° Observation, de M. J. Brault, d'un malade ayant présenté d'abord une lymphangite suppurée du mollet gauche, puis une hygromite talonnière, enfin, un phlegmon intermusculo-périostique de la fosse iliaque interne gauche.

4° M. J. Brault donne de cet abcès sous-iliaque une remarquable étude pathogénique : se basant, d'une part, sur les communications de Velpeau, de Chassaignac, à propos des liens étroits qui existent entre les bourses séreuses et le système lymphatique ; d'autre part, sur les travaux de Roux et de A. Guérin, au sujet de la marche rétrograde de la lymphangite, il démontre que la présence des trois abcès de son malade, dans le même membre, ne peut être expliquée que par la disposition anatomique du système lymphatique dans la fosse iliaque. C'est cette opinion dernière de notre Maître qui a suggéré à Picqué quelques réflexions à la Société de chirurgie.

5° Le diagnostic de phlegmon intermusculo-périostique doit être fait : a. *Chez l'enfant,* avec l'abcès par congestion, avec l'abcès sous-périostique ; — b. *Chez la femme,* à l'état de puerpéralité, avec l'abcès suite de couches ; — c. *Chez l'adulte,* avec l'appendicite rétro-cœcale, avec une tumeur stercorale, avec l'adénite iliaque, avec le phlegmon périnéphrétique, avec la psoïtis et l'iliacite, affection décrite par Kœnig ; avec l'abcès sous-périostique, avec l'ostéosarcome, avec la sacrocoxalgie, enfin avec le phlegmon de la gaîne hypogastrique décrit par Delbet.

6° Le pronostic est le même que celui des phlegmons de la gaîne du psoas iliaque, c'est-à-dire très grave, en raison de la marche envahissante du pus, et de l'état d'émaciation rapide dans lequel tombe le malade, s'il n'est pas opéré à temps.

7° Le traitement consiste, soit dans l'incision de Cooper au-dessus de l'arcade de Fallope, suivie de drainage, soit dans la trépanation hâtive et largement faite, par le procédé de Condamin ; soit encore dans l'emploi de ces deux méthodes combinées.

INDEX BIBLIOGRAPHIQUE

Bellamy. — Des causes de la lymphangite superficielle. Thèse Paris 1870.

Brault. — In *Revue de chirurgie*, mars 1895.

— *In* Bulletin de la Société de chirurgie, février 1895.

Condamin. — De la trépanation du bassin comme traitement de la psoïte. Thèse Lyon 1888.

Delbet. — Traité des suppurations pelviennes chez la femme, p. 160.

Desprès. — *Gazette des hôpitaux*, 16 juin 1874.

Kœnig. – Traité de pathologie chirurgicale, t. III, p. 322.

Lacoste. — De la suppuration des bourses séreuses et de ses rapports avec la lymphangite. Thèse Paris 1873.

Ledentu et Delbet. — Traité de chirurgie.

Morris. — Encyclopédie chirurgicale, t. VI. Article sur les abcès ilio-pelviens, p. 412.

Paquy. — De l'adénite iliaque considérée comme cause de phlegmons et abcès de la fosse iliaque.

Paulet. — Anatomie topographique, t. I, p. 476.

Peyrot. — Traité de pathologie externe, t. III.

Sappey. — Anatomie descriptive, t. II, p. 263.

Testut. — Anatomie humaine, t. II. p. 609.

Tillaux. — Anatomie topographique, p. 428.

— Traité de chirurgie clinique, t. II.

Weiss. — Etude sur la trépanation de l'os iliaque appliquée au traitement de certaines lésions de la fosse iliaque interne. Thèse Paris 1880.

TABLE DES MATIÈRES

CHAPITRE IV

Vu et permis d'imprimer :
Montpellier, le 13 Juillet 1901
Le Recteur,
BENOIST.

Vu et approuvé :
Montpellier, le 13 Juillet 1901.
Le Doyen,
MAIRET.

SERMENT

En présence des Maîtres de cette École, de mes chers condisciples, et devant l'effigie d'Hippocrate, je promets et je jure, au nom de l'Être suprême, d'être fidèle aux lois de l'honneur et de la probité dans l'exercice de la Médecine. Je donnerai mes soins gratuits à l'indigent, et n'exigerai jamais un salaire au-dessus de mon travail. Admis dans l'intérieur des maisons, mes yeux ne verront pas ce qui s'y passe ; ma langue taira les secrets qui me seront confiés, et mon état ne servira pas à corrompre les mœurs ni à favoriser le crime. Respectueux et reconnaissant envers mes Maîtres, je rendrai à leurs enfants l'instruction que j'ai reçue de leurs pères.

Que les hommes m'accordent leur estime si je suis fidèle à mes promesses ! Que je sois couvert d'opprobre et méprisé de mes confrères si j'y manque !

www.ingramcontent.com/pod-product-compliance
Lightning Source LLC
LaVergne TN
LVHW050457160826
845677LV00003B/814

* 9 7 8 2 3 2 9 6 7 0 2 2 5 *